BEI GRIN MACHT SICH IHR WISSEN BEZAHLT

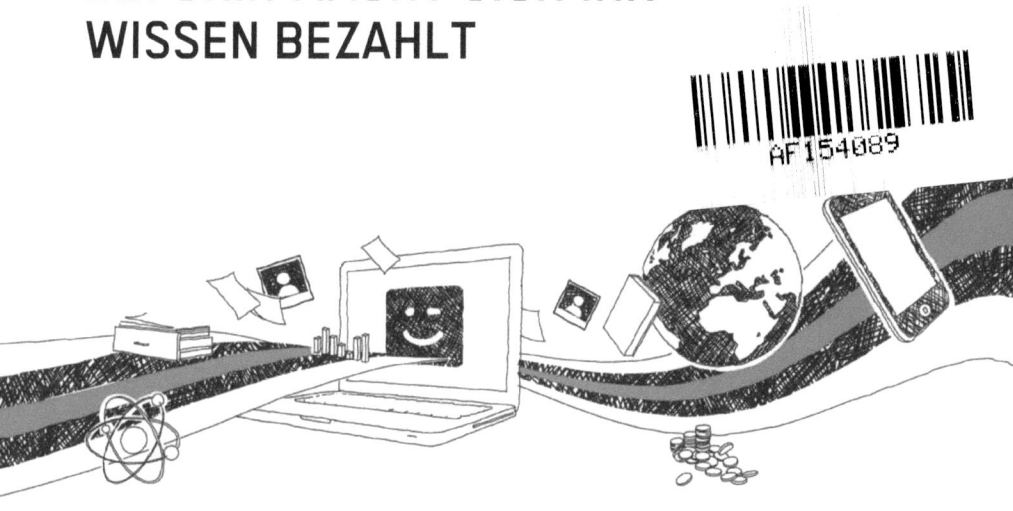

- Wir veröffentlichen Ihre Hausarbeit, Bachelor- und Masterarbeit

- Ihr eigenes eBook und Buch - weltweit in allen wichtigen Shops

- Verdienen Sie an jedem Verkauf

Jetzt bei www.GRIN.com hochladen und kostenlos publizieren

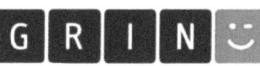

Beweglichkeits- und Koordinationstraining. Erstellung eines Trainingsplans für eine inaktive Person

GRIN

Bibliografische Information der Deutschen Nationalbibliothek:

Die Deutsche Nationalbibliothek verzeichnet diese Publikation in der Deutschen Nationalbibliografie; detaillierte bibliografische Daten sind im Internet über http://dnb.d-nb.de abrufbar.

ISBN: 9783346831774
Dieses Buch ist auch als E-Book erhältlich.

© GRIN Publishing GmbH
Nymphenburger Straße 86
80636 München

Alle Rechte vorbehalten

Druck und Bindung: Books on Demand GmbH, Norderstedt Germany
Gedruckt auf säurefreiem Papier aus verantwortungsvollen Quellen

Das vorliegende Werk wurde sorgfältig erarbeitet. Dennoch übernehmen Autoren und Verlag für die Richtigkeit von Angaben, Hinweisen, Links und Ratschlägen sowie eventuelle Druckfehler keine Haftung.

Das Buch bei GRIN: https://www.grin.com/document/1331628

Deutsche Hochschule für
Prävention und Gesundheitsmanagement
Hermann-Neuberger-Sportschule 3
66123 Saarbrücken

Hausarbeit

Studiengang	Gesundheitsmanagement
Aufgabe	Erstellung einer Trainingsplanung für das Beweglichkeits- und Koordinationstraining einer inaktiven Person

Inhaltsverzeichnis

PERSONENDATEN 1

1.1   Allgemeine Daten 1

1.2   Beurteilung der individuellen Beweglichkeit 2

1.3   Beurteilung individuelle Gleichgewichtsfähigkeit 2

2   TRAININGSPLANUNG BEWEGLICHKEITSTRAINING 2

2.1   Übungsauswahl und Dehnmethoden Beweglichkeitstraining 2

2.2   Belastungsgefüge 4

2.3   Begründung der Trainingsplanung 5

3   KOORDINATIONSTRAINING 8

3.1   Übungauswahl 8

3.2   Belastungsgefüge 10

3.3   Begrüdnung zur Trainingsplanung 10

4   LITERATURRECHERCHE 14

5   LITERATURVERZEICHNIS 17

6   TABELLENVERZEICHNIS 19

7   ABBILDUNGSVERZEICHNIS 19

Personendaten

1.1 Allgemeine Daten

In der folgenden Tabelle sind alle allgemeinen Daten, sowie der allgemeine Gesundheitszustand zusammengefasst.

Tabelle 1: Allgemeine Daten zur Person (eigene Darstellung)

Name	Frau J.
Alter	33
Geschlecht	weiblich
Körpergröße	170cm
Körpergewicht	70kg
Berufliche Tätigkeit	Bürokauffrau (sitzende Tätigkeit)
Trainingsmotive	Verbesserung der Beweglichkeit Verbesserung der Koordination
Aktuelle sportliche Aktivität	Keine
Frühere sportliche Aktivität	Regelmäßges Joggen (bis vor 5 Jahren)
Zeitlicher Verfüungsrahmen	3 Einheiten pro Woche

Tabelle 2: Allgemeiner Gesundheitszustand (eigene Darstellung)

Allgemeiner Gesundheitszustand	Fit
Orthopädische und internistische Probleme	-
Ärztliche Behandlungen	-
Einnahme von Medikamenten	-
Gesundheitliche Einschränkungen	-

1.2 Beurteilung der individuellen Beweglichkeit

Aus dem Anamnesegespräch ging hervor, dass Frau J. keine gesundheitlichen Einschränkungen aufweist. Da sie jedoch seit fünf Jahren keine sportlichen Aktivitäten mehr gemacht hat, schätze ich ihre Beweglichkeit als eingeschränkt ein. Das vermutliche Beweglichkeitsdefizit könnte aufgrund der dauerhaften sitzenden Tätigkeit auftreten, dieses muss jedoch erst durch die Beweglichkeitstestung belegt werden.

1.3 Beurteilung individuelle Gleichgewichtsfähigkeit

Auch der Gleichgewichtssinn wird wahrscheinlich darunter gelitten haben, dass Sport in den letzten 5 Jahren keine große Rolle gespielt hat. Da die Schulung der Tiefensensibiliät von wichtiger Bedeutung ist, um eventulle künftige Beschwerden in den großen Gelenken zu minimieren, sollte die Gleichgewichtsfähigkeit trainiert werden.

2 Trainingsplanung Beweglichkeitstraining

2.1 Übungsauswahl und Dehnmethoden Beweglichkeitstraining

Tabelle 3: Zehn Dehnmethoden (eigene Darstellung)

Zielmus-kulatur	Ausführung	Dehn-form	Ar-beits-weise
1.Hals- und Na-ckenmus-kulatur (m.trape-zius pars descendes	Der Kopf wird zur Seite geneigt, die Neigung wird mit der Hand unterstützt. Die andere Hand übt Druck nach unten aus. Dabei muss eine Spannung in der seitlichen Halsmuskulatur zu spüren sein.	aktiv-passiv	statisch
			statisch

2.Schulter-blattret-raktoren (Scapula)	Der Arm geht über die gegenseitige Schulter, mit der Handfläche nach unten. Die andere Hand verstärkt den Druck nach hinten, indem sie den Ellenbogen weiter zum Körper schiebt.	unilate-ral pas-siv	
3.Brust-muskula-tur (m.pecto-ralis)	Hierbei wird ein Türrahmen als Hilfsmittel genutzt. Man hält sich mit beiden Händen von hinten am Türrahmen fest und geht einen Schritt nach vorne. Der Oberkörper wird gestreckt und in der Brust macht sich ein Ziehen bemerkbar.	bilateral und passiv	dyna-misch
4.Rücken-muskula-tur (m.latis-simus)	Der ganze Körper liegt auf dem Rücken. Die Arme liegen hierbei gestreckt auf dem Boden. Dann werden die Beine angezogen und nach hinten geführt, sodass die Knie neben dem Kopf plaziert werden. So wird der ganze Rücken gedehnt.	passiv	statisch
5.Rumpfex tensoren (m.erector spinae)	Hier wird der sogenannte „Katzenbuckel" ge-macht. Mit den Knien auf dem Boden stützt man sich ungefähr schulterbreit ab und drückt die Wir-belsäule aktiv nach oben. Wichtig hierbei ist, dass der Kopf unten bleibt.	aktiv	dyna-misch
6.Rumpf-rotatoren	Der Körper liegt auf dem Rücken und die arme da-neben. Dann werden die Knie auf die linke Seite gekippt, sodass das rechte Bein auf dem linken liegt. Der Oberkörper bleibt dabei gerade liegen und darf nicht mitkippen. Der rechte Arm nach oben geschoben und liegt dann im rechten Winkel neben dem Kopf.	passiv	dyna-misch
7.Gesäß-muskula-tur (m.gluteus maximus)	Man setzt sich erst mit ausgestreckten Beinen auf den Boden. Das linke Bein wird dann über das rechte angewinkelt, neben das Knie, aufgestellt. Dann wird mit dem rechten Ellenbogen, das linke Knie nach rechts gedrückt. Soweit darf gedrückt werden, bis ein Ziehen im Gesäßmuskel zu spüren ist.	passiv	dyna-misch

8.Vordere Ober-schenkel-muskula-tur (m.quadri-ceps femoris)	Die Übung wird im stehen gemacht. Mit der linken Hand wird der linke Fuß gegriffen und an das Ge-säß gedrückt. Dann wird das Becken soweit anch vorne geneigt, bis eine Spannung im linken Ober-schenkel spürbar ist.	aktiv-passiv	statisch
9.Hintere Ober-schenkel-muskula-tur (m.ischio-crurales)	Um den hinteren Oberschenkelmuskel zu dehnen, sreckt man das reichte Bein nach vorne aus, das linke bleibt gebeugt. Dann wird der Oberkörper so-weit nach vorne gelehnt, bis ein ziehen im hinteren Oberschenkel zu merken ist.	passiv	statisch
10.Waden-muskula-tur (m.gast-rocne-mius)	Mit der rechten Ferse muss man sich in den Boden drücken, das linke Bein macht dann einen Schritt nach vorne, sodass man sich mit dem Oberkörper nach vorne neigen kann. Dann stützt man sich mit den Händen auf dem linken Oberschenkel ab. Der Rücken bleibt dabei gerade.	passiv	statisch

2.2 Belastungsgefüge

Tabelle 4: Belastungsgefüge Beweglichkeitstraining

Belastungsparameter	
Trainingshäufigkeit/Woche	2-3Mal
Sätze/Übung	3-4
Dehndauer (bei statischer Dehnung)	Bis zu 45sek
Wiederholungen (bei dynamischer Dehnung)	So viele, wie in ca.45 Sekunden reinpas-sen (trotzdem ordentliche Ausführung)
Intensität	Bis zum Beginn des Dehnschmerzes

2.3 Begründung der Trainingsplanung

Dehntraining erzielt, trotz geringen Trainingaufwandes, körperliche und psychische Verbesserungen, vor allem bei Büroangestellten. Laut der Studie „Office-Work-and-Strech-Training-Studie" soll Dehntraining positive Effekte auf muskuloskeletale Beschwerden, auf die Lebensqualität und die Beweglichkeit haben. Somit bietet sich dieses auch gut für meine Person an, da sie als Bürokauffrau zu der betroffenen Menschengruppe zählt.

Das Belastungsgefüge des Dehntrainings kann nach Sondierung der aktuellen wissenschaftlichen Studienergebnissen folgende Aussagen treffen:

Die Trainingszeit pro Woche beläuft sich auf zwei bis drei Einheiten, da sich so, vor allem bei Trainingsbeginnern, die Beweglichkeit verbessern kann (Rancour, Holmes & Cipriani, 2009, S.65). Dies passt auch gut zu den Zeitangaben meiner Person, die höchstens drei Mal pro Woche Zeit aufbringen kann.

Wir arbeiten mit 3 **Sätzen pro Übung** und halten sie bis zu 45 Sekunden, bei der statischen Dehnung. Um eine Verbesserung der Beweglichkeit zu erzielen, ist diese **Dehndauer** von Nöten, zum Aufwärmen hingegen, reichen fünf bis acht Sekunden, da der Muskeltonus sonst zu stark abgesenkt wird und dies kontraproduktiv für den weiteren Trainingsverlauf wäre (Freiwald, 2000, S.63).

Die Wiederholungszahl bei der dynamischen Dehnung sollte an die 45 Sekunden angepasst werden, d.h. so viele Wiederholungen, in langsamen und moderaten Bewegungen durchführen, bis die Zeit erreicht ist.

Ein weiterer wichtiger Paramter ist die **Dehnintensität**. „Je höher diese Intensität ist, desto höher ist die Beanspruchung des Gewebes durch die Zugbelastung auf den Muskel-Sehnen-Apparat und desto größer ist auch der Effekt auf die Steigerung der Beweglichkeit." (Kaptain, 2019). Daraus erschließt sich, dass eine möglichst hohe Denintensität effektiv zu sein scheint, für unser Ziel. Auch Schönthaler und Ohlendorf (2002) kamen zu diesem Ergebnis, nachdem sie die maximal mögliche Hüftgelenkflexion, bei gestreckten Kniegelenken und fixierter Hüfte, erhoben. Sie überprüften die Effekte bei den Grenzwerten der Dehnschwelle (Beginn des Dehnreizes), Dehngrenze (Beginn des Dehnschmerzes) und der maximalen Bewegungsreichweite (Gelenkwinkel bei maximal tolerierbarem Dehnschmerz). Hier zeigte sich zwar eine Verbesserung der Bewegungsamplitude bei allen Intensitätsgraden, die größten Effekte aber beim Dehnen oberhalb der Dehngrenze.

Zudem unterscheiden wir noch zwischen den verschiedenen Dehnmethoden, die sich auch miteinader kombinieren lassen:

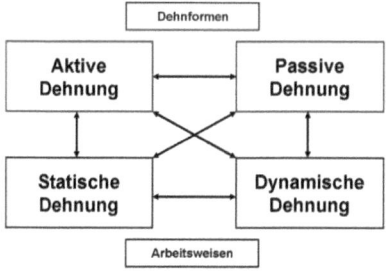

Abb. 1: Grundstruktur der Dehnmethoden, unterteilt in frei miteinander verknüpfbare Dehnformen und Arbeitsweisen (modifiziert nach Schönthaler & Ohlendorf, 2002, S. 20)

Beim **aktiven Dehnen** wird die Dehnposition durch eine Kontraktion der antagonistisch wirkenden Muskeln eingenommen. Somit ist hier der Vorteil, dass der Antagonist zu der Kräftigung beitragen kann. Jedoch ist nicht jeder Muskel durch das aktive Dehnen effektiv ansteuerbar. Zudem können abgeschwächte Muskelgruppen die aktive Dehnung einschränken, dies passiert vor allem bei Einsteigern, wie meiner Testperson.

Beim **passiven Dehnen** wird die Dehnposition durch externe Faktoren, wie Partnerhilfe, sonstige Hilfsmittel, Schwerkraft oder die Kraft nicht antagonistisch wirkender Muskeln eingenommen. Die Anwendung ist einfacher und somit auch gut anwendbar für Frau J. Außerdem ist nahezu jeder Muskel passiv ausreichend dehnbar.

Bei dem Beweglichkeitstraining wird jede Dehmethode zum Einsatz kommen, der Fokus wird aber auf dem passiven Dehnen liegen, da es die einfacherer Methode für Trainingsanfänger ist.

Frau J. führt ein Dehntraining durch, bei dem alle wichtigen Hauptmuskelgruppen beansprucht werden, jedoch legen wir einen Fokus auf die Muskeln, die durch ihre sitzende Tätigkeit, mehr beansprucht werden.

Wir beginnen mit der Dehnung der Nackenmuskulatur (musculi suboccipitales), diese wird aktiv-passiv gedehnt. Die Übung ist einfach durchzuführen und so auch gut umsetzbar für eine sportlich inaktive Person. Durch ihre sitzende Tätigkeit und die viele Computerarbeit klagt Frau J. oft über einen versteiften Nacken. Mit dieser Übung wollen wir dies reduzieren.

6

Wir arbeiten uns den Körper herunter und dehnen nun die Schulterblattretraktoren. Da Frau J., durch das ständige sitzen, schon eine schlechte Haltung bekommen hat, ist es wichtig, die Problemzonen ausreichend zu dehnen, um gegen ein Beweglichkeitsdefizit anzukämpfen. Dies passiert nämlich schnell bei bestimmten Dauerhaltungen im Beruf, da sich die Dehnfähigkeit der betroffenen Muskeln an die Erfordernisse anpasst (Wiemann et al. 1998).

Die Brustmuskulatur (Musculus pectoralis), der Antagonist zu der Schultermuskulatur, wird als nächstes aktiv gedehnt. Danach folgt die Dehnung der Rückenmuskulatur. Rückenschmerzen hat die Testperson zwar keine, trotzdem ist es wichtig, dem präventiv vorzubeugen.

Bei der fünften und sechsten Übung werden erst die Rumpfextensoren aktiv und dann die Rumpfrotatoren passiv gedehnt. „Die Rumpfmuskulatur erlaubt eine aufrechte Haltung und stabilisiert die Körpermitte, wenn sich Arme und Beine bewegen. Dahinter steckt ein geniales System: Noch bevor die Bewegung der Extremitäten stattfindet, sendet das Gehirn über das Zentrale Nervensystem ein Signal an die Rumpfmuskulatur, um diese zu vorbereitend aktivieren. Du hältst dich (unbewusst) aufrecht, sogar auf instabilen Untergründen. Dieses Prinzip macht sich das Gleichgewichtstraining zunutze. (…)

Eine schwache Rumpfmuskulatur wiederum kann zu Schmerzen im Bewegungsapparat, zu Rückenbeschwerden und Fehlhaltungen führen." (Gutknecht, o.J.)

Die passive Dehnung der Glutealmuskulatur, soll den Hüftbereich fördern. Dieser ist oftmals aufgrund vom vielen Sitzen nicht ausreichend trainiert und das kann Auswirkungen auf die Lendenwirbelsäule haben, welche dadurch schädlichen Fehlhaltungen und Belastungen ausgestzt ist.

„An der Bewegung der Hüfte sind viele Muskelgruppen beteiligt, die sich direkt am oder um das Hüftgelenk befinden. Der Hüftstrecker und Hüftbeuger, sowie die Gesäßmuskeln und der Beinabspreizer bzw. die Abduktoren gehören zu einer etwas kleineren Gruppe von Muskeln. Die Muskeln sind unter anderem für die Balance des Körpergewichts verantwortlich. Abduktoren sind beim Laufen beispielsweise dafür zuständig, dass das Becken bei jedem Schritt ausbalanciert wird. Sind die Abduktoren nicht trainiert, können Rückenschmerzen oder Kniebeschwerden ausgelöst werden." (Rosicki, 2021)

Da auch die unteren Extremitäten gedehnt werden müssen, ist jetzt der M. quadriceps femoris, der vordere Oberschenkelmuskel, an der Reihe. Da die Testperson vor 5 Jahren noch aktiv joggen gegangen ist und sie diese Tätigkeit gerne wieder aufnehmen würde, ist das Dehnen in diesem Bereich essenziell.

Die Ischiocrurale Muskulatur, die rückseitige Oberschenkelmuskulatur, verliert durch ständig sitzende Tätigkeiten häufig an Dehnbarkeit und Beweglichkeit. Durch regelmäßige Dehnübungen können Verletzungen vorgebeugt werden (Jago, 2019).

Zuletzt dehnen wir noch die Wadenmuskulatur mit Schwerpunkt auf den M.gastrocnemius.

„Dass Wadenkrämpfe, Knieschmerzen und Fersensporn heutzutage so verbreitet sind, liegt unter anderem daran, dass die Wade enorm unter dem Bewegungsmangel unseres modernen Alltags leidet. Ein besonderes Gift ist das ständige Sitzen: Denn in der Sitzhaltung kontrahiert der Zwillingswadenmuskel: Er wird also nicht auf Länge gedehnt und ist gewissermaßen „verkürzt".

Geschieht das tagtäglich über längere Zeiträume, ohne dass ein Ausgleich stattfindet, verändert die permanente Verkürzung das muskulär-fasziale Gewebe der Wadenmuskulatur. Wenn du dein Gewebe nämlich kaum noch dehnst und streckst, wird es mit der Zeit unnachgiebig. Die natürliche Flexibilität der Faszien lässt nach, sie verhärten." (Liebscher-Bracht, o.J.)

Somit es auch auch für Frau J. von großer Bedeutung, diesen Muskel zu dehnen.

3   Koordinationstraining

3.1 Übungauswahl

Tabelle 5: Übungsauswahl Koordinationstraining (eigene Darstellung)

	Bewegungsbeschreibung	Hilfsmittel/Kleingeräte
1.	• Beidbeiniger, hüftbreiter Stand, gleichmäßige Belastung der Fußsohlen • Hände in die Hüften gestemmt • Körperschwerpunkt wird in alle Richtungen verlagert → Gewicht auf dem rechten Fuß → Gewicht auf dem linken Fuß → Gewicht nach vorne → Gewicht nach hinten	Keine
2.	• Einbeinstand → Fuß des Standbeins gleichmäig belastet → Spielbein im Knie- und Hüftgelenk leicht gebeugt • Hände in die Hüften gestemmt	Keine

	• Erst nur statisch stabilisiert • Dann Verlagerung des Körperschwepunkts	
3.	• Einbeinstand → Fuß des Standbeins gleichmäig belastet → Spielbein im Knie- und Hüftgelenk leicht gebeugt • Spielbein vorwärts und rückwärts schwingen • Arme schwingen mit → Erst richtungssynchron → Dann gegenläug	Keine
4.	• Einbeinstand → Fuß des Standbeins gleichmäig belastet → Spielbein im Knie- und Hüftgelenk leicht gebeugt • Ball 5-10 Sekunden in einer Hand halten • Dann über den Kopf zur anderen Seite gewechselt • Wieder 5-10 Sekunden in der Hand gehalten	Ball
5.	• Einbeinstand → Fuß des Standbeins gleichmäig belastet → Spielbein im Knie- und Hüftgelenk leicht gebeugt • Ball um den Rumpf rollen	Ball
6.	• Einbeinstand → Fuß des Standbeins gleichmäig belastet → Spielbein im Knie- und Hüftgelenk leicht gebeugt • Ball mit einer Hand prellen	Ball
7.	• Einbeinstand → Fuß des Standbeins gleichmäig belastet • Spielbein und Oberkörper in horizontale verlagern	Keine
8.	• Einbeinstand → Fuß des Standbeins gleichmäig belastet → Spielbein im Knie- und Hüftgelenk leicht gebeugt • Partner übt Druckbewegungen aus an verschiedenen Körperstellungen → Versuchen das	Partner
9.	• Einbeinstand beider Partner gegenüber → Fuß des Standbeins gleichmäßig belastet	Partner

	• Mithilfe einer Impulsgebung des freien Spielbeins, das Gleichgewicht des Partners stören • Das eigene Gleichgewicht permanent gegen die Störaktionen stabilisieren		
10.	• Einbeinstand beider Partner gegenüber ➔ Fuß des Standbeins gleichmäßig belastet • Handflächen der Partner berühren sich • Die Füße der Spielbeine haben Kontakt • Mithilfe der Impulsgebung durch Hände und Füße das Gleichgewicht des Partners stören • Das eigene Gleichgewicht permanent gegen die Störaktionen stabilisieren	Partner	

3.2 Belastungsgefüge

Tabelle 6: Belastungsefüge Koordinationstraining (eigene Darstellung)

Belastungsparameter	
Trainingshäufigkeit/Woche	1-2 Mal
Gesamttrainingsdauer	10-45 MInuten
Satzpausen	>45 Sekunden
Belastungsdauer (statisch)	5-60 Sekunden
Wiederholungzahl (dynamisch)	5-30 Wiederholungen

3.3 Begrüdnung zur Trainingsplanung

Das Koordinationstraining findet 1-2 Mal die Woche statt. Das passt zu den Angaben der Testperson und lässt sich mit einer Gesamttrainingsdauer von 10-45 Minuten gut in den Alltag integrieren. Wichtig ist, dass das Training immer in ausgeruhtem Zustand durchgeführt wird und die entsprechende Zielübung vorab von dem Trainer in seiner Idealform demonstriert wird. Begonnen wird mit statischen Stabilisationsübungen, die Belastungsdauer hierbei variiert zwischen 5-60 Sekunden. Anschließend folgen die dynamischen Übungen, die 5-30 Wiederholungen beinhalten sollten. Wichtig hierbei ist noch, dass die

Übung direkt abgebrochen werden sollte, sobald die Konzentration und die Bewegungs-qualität nachlassen.

Insgesamt können bis zu 5 Sätze wiederholt werden, die Satzpausen hierbei sollten nicht länger als 45 Sekunden andauern.

Die Reihenfolge der Übungen ist bei dem Koordinationstarining von wichtiger Bedeu-tung:

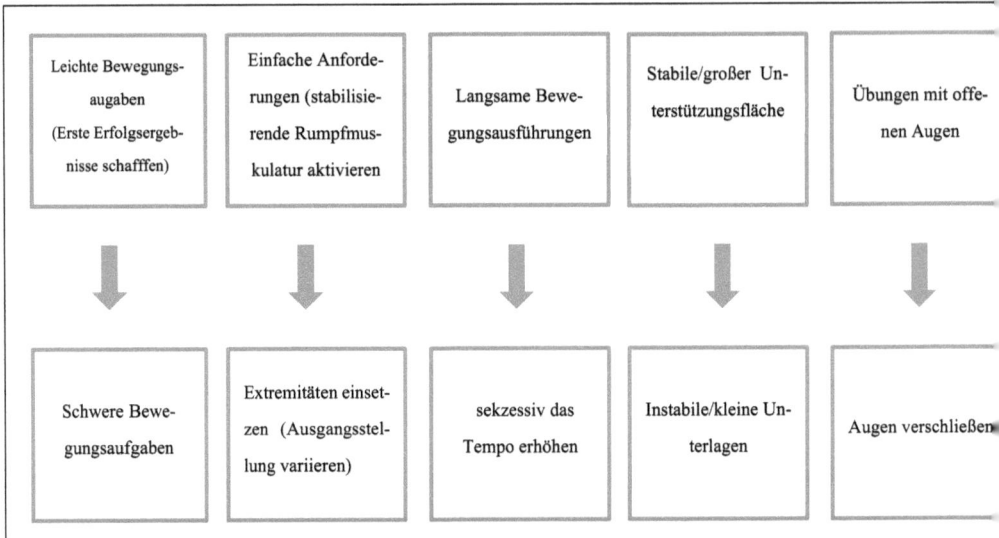

Abb. 2: Methodische Maßnahmen eines propriozeptiven Trainings (eigene Darstellung)

Da wir mit einer inaktiven Sportlerin arbeiten, ist es wichtig, mit leichten Bewegungen anzufangen, die erst langsam ausgeführt werden und ohne jegliche Hilfsmittel. In diesem Bereich können die Anforderungen dann leicht gesteigert werden. Wenn dies gut funkti-oniert und Frau J. eine gute Koordination vorweist, kann das Tempo sukessiv erhöht werden und ein einfaches Hilfsmittel, wie einen Ball oder einen Partner, darf hinzuge-nommen werden.

Die Modellierung des kurzen Fußes nach Janda kann als Grundvoraussetzung für die Durchführung eines propriozeptiven Gleichgewichtstrainings angesehen werden und ist somit auch von großer Bedeutung für die Testperson. Folgende Schritte sind wichtig:

Das Training wird barfuß durchgeführt, beide Füße sind gleichemäßig belastet, sodass die Ferse, der Klein- und Großzehenballen und die Zehen Bodenkontakt haben. Die

Übungen werden im schulterbreitem Stand durchgeführt, die Knie sind hierbei leicht gebeugt, die Wirbelsäule aufgerichtet und der Körperschwerpunkt ruht in der Mitte. Dazu sollten die Zehen gespreizt werden und das Fußgewölbe hochgezogen, ohne die Zehen zu krallen (Häfelinger & Schuba, 2007, S. 64)

Indem ein Stift von innen unter das Kahnbein gelegt wird, kann die Gewölbeaufrichtung garantiert werden:

Anmerkung der Rekation: An dieser Stelle musste eine Grafik aus urheberrechtlichen Gründen entfernt werden. Diese kann aber anhand der Quellenangaben weiterhin eingesehen werden.

Abb. 3: Kurzer Fuß nach Janda nach aktiver Gewölbeaufrichtung © **BSA/DHfPG**

Wir beginnen das Koordinationstraining mit einer einer leichten Bewegungsaufgabe, bei der der Körperschwerpunkt in alle Richtungen verlagert wird. Wichtig hierbei ist, dass der Körper nach jeder Schwerpunktverlagerung zunächst erst wieder ins Lot gebracht wird. Die Ausgangsstellung bleibt immer die gleiche.

Vom Beidbeinigen Stand wechseln wir jetzt in den Einbeinstand. Zuerst stabilisiert Frau J. nur statisch. Wenn dies problemlos funktioniert, kann auch hier der Körperschwerpunkt in verschiedene Richtungen verlagert werden. Dann wird das Standbein gewechselt. Indem die Anforderungen von statisch zu dynamisch wechseln, wird die Koordination verbessert (Chwilowski, 2006, S. 56-58).

Der Einbeinstand wird beibehalten. Nun wird das Spielbein nach vorne und nach hinten geschwungen, die Arme schwingen erst richtungssynchron mit, nach ein paar Wiederholungen dann gegenläufig. Auch hier wird das Stand- und das Spielbein gewechselt.

Der Einbeinstand ist gerade für Anfänger eine gute Übung.

„Im Alter (> 65 Jahre) ist der sichere Stand auf einem Bein ein verlässlicher Hinweis dafür, ob das Sturz- und Verletzungsrisiko erhöht oder vermindert ist. Die Sturzgefahr kann um das Dreifache ansteigen, wenn die Gleichgewichtsfähigkeit eingeschränkt ist" (Koordinationstest: Einbeinstand (Teil 1), 2014).

In der 4. Übung kommt ein Ball, als Hilfsmittel, hinzu. Frau J. steht hier immer noch im Einbeinstand, hält den Ball in der einen Hand und führt dann einen Seitenwechsel über den Kopf durch. Durch die Zusatzaufgabe des Balls, wird die Aufmerksamkeit von der Körperhaltung abgelenkt. Dies hat eine Verbesserung des reflektorischen Stabilisationsvermögens zur Folge (Chwilkowski, 2006, S. 56-58).

Wenn diese Übung gut funktioniert, kann der Ball nun um den Rumpf gereicht werden. Um hier auch nochmal eine Variation zu haben, wäre ein Richtungswechsel sinnvoll.

Die letzte Übung mit Ball passiert prellend. Hier muss darauf geachtet werden, dass der Einbeinstand bestehen bleibt und der Ball aber auch nicht zu hoch oder zu niedrig geprellt wird.. Somit steigert sich mit dieser Übung die Anforderung an die Konzenration auch nochmal.

Jetzt kann der Ball wieder zur Seite gelegt werden. Die nächste Übung stellt nochmal eine große Herausforderung für die Koordination dar. Aus dem Einbeinstand heraus werden das Spielbein und der Oberkörper in die Horizontale verlagert. Hierbei muss darauf geachtet werden, dass das Becken immer horizontal bleibt. Da mit dem Spielbein nicht mehr ausbalanciert werden kann, muss unbedingt vorausgesetzt werden, dass der Stand auf dem anderen Bein sicher ist.

„Die Standwaage verbindet zwei wichtige Eigenschaften: Stabilität und Beweglichkeit. Aus diesem Grund müssen deine Muskeln optimal zusammenarbeiten" (Kranabetter, 2018).

Nun folgen noch Übungen, bei denen ein Partner benötigt wird.

Der stabile Einbeinstand soll durch Störaktionen des Partners manipuliert werden. Frau J. sollte hierbei auch die Augen offen lassen, da sie noch nicht geübt genug ist, im Koordinationstraining. Im späteren Verlauf wäre das aber die nächste Herausforderung.

Die letzten beiden Koordinationsübungen sind für beide Partner sinnvoll. Hier wird der Schwierigkeitsgrad aber auch nochmal erhöht, da sich beide auf zwei Aufgaben konzentrieren müssen – das Gleichgewicht des Partners zu stören und dabei aber das eigene Gleichgewicht nicht zu verlieren. Zuerst erfolgen die Störaktionen nur durch die Impulsgebung des Spielbeins. In der letzten Übung berühren sich zudem noch die Handflächen beider Partner, durch die das Gleichgewicht zusätzlich gestört werden kann. Diese Übung ist die schwierigste von allen zehn Koordinationsübungen, da mit Händen und Füßen gearbeitet werden darf und das eigene Gleichgewicht gehalten werden muss.

4   Literaturrecherche

Zum Thema: Effekte eines Gleichgewichtstrainings im Hinblick auf die Sturzprophylaxe

Tabelle 7: 1.Studie (modifiziert nach Madureira, et al (2006)

„Balance training program is highly effective in improving functional status and reducing the risk of falls in elderly women with osteoporosis: a randomized controlled trial."	
Wer hat die Studie durchgeführt?	M.M.Maduteira, L.Takayama, A.L.Gallinaro, V.F.Caparbo, R.A.Costa, R.M.R.Pereira
Publikationsjahr?	07.November 2006
Forschungsfrage?	Gibt es eine Verbesserung der Blance, Mobilität und Sturzhäufigkeit bei Frauen mit einer primären Osteoporose, nach einem 12-monatigen Balance-Training?
Versuchspersonen?	66 Frauen, die an einer primären Osteopoprose erkrankt sind und fähig, ohne Hilfsmittel und Unterstützung zehn Meter zu gehen
Versuchsaufbau?	Die Frauen werden in zwei Gruppen eingeteilt. In der ersten Gruppe erhalten die Probanden keine Interventionen, lediich eine mediikamentöse Behandlung der Osteopoprose. In der zweiten Gruppe erhalten die Probanden ein Koordinationstraining. Dieses findet wöchentlich während einer Stunde satt. Außerdem muss ein Heimprogramm dreimal wöchentlich während 30 Minuten durchgeführt werden, mit Übungen die das Gleichgewicht verbessern sollen.
Relevante Ergebnisse und Schlussfolgerungen?	Eine Reduktion der Anzahl an Stürzen kann in der Interventionsgruppe, im Vergleich zur Kontrollgruppe, erreicht werden. Die Teilnehmer verbessern sich zudem um 5.5 Punkte auf der BBS (Berg-Balance-Skala = Testverfahren zur Bestimmung des Gleichgewichtsverhaltens) Bei der Kontrollgruppe bleibt sie praktisch unverändert. Die Autoren der Studie fügen eine ausführliche Diskussion an und begründen die signifikanten Verbesserungen der BBS. Sie sagen, dass es von Bedeutung ist, wie die Instruktion einer Übung stattfindet und dass die Resultate besser werden können, wenn die Probanden ein Übungsblatt bekommen, so dass sie auch zu Hause trainieren können.

Tabelle 8: 2.Studie (modifiziert nach Steadman, et al (2003))

„A randomized controlled trial of an enhanced balance training program to improve mobility and reduce falls in elderly patients."

Wer hat die Studie durchgeführt?	Jayne Steadman, Nora Donaldson, Lalit Kalra
Publikationsjahr?	Juni 2003
Forschungsfrage?	Welchen Effekt hat ein Koordinationstraining auf die Verbesserung der Mobilität bei älteren Leuten mit Gleichgewichtsproblemen?
Versuchspersonen?	199 (über 60 Jahren) Probanden, mit weniger als 45 Punkten bei der BBS
Versuchsaufbau?	Die Probanden werden in zwei Gruppen eingeteilt. Die erste erhält eine gewöhnliche Therapie und führt funktionelle Übungen durch, die für den Alltag relevant sind, wie Treppen steigen, Gehen und den Sitz-Stand Übergang üben. Sie trainieren zweimal wöchentlich für insgesamt vier Wochen. Das Training der Interventionsgruppe findet auch zweimal wöchentlich statt, jedoch für insgesamt sechs Wochen und dauert jeweils 45 Minuten. Sie üben einerseits die selben Aktivitäten wie die erste Gruppe. Andererseits kommen Gleichgewichtsübungen hinzu, mit zunehmden Schwierigkeitsgrads und Instruktionen, wie sie wieder vom Boden aufstehen können, im Falle eines Sturzes.
Relevante Ergebnisse und Schlussfolgerungen?	Es können nach sechs Wochen signifikante Verbesserungen in der BBS und den Anzahl an Stürzen festgestellt werden. Die durchschnittliche Punktzahl bei der Interventionsgruppe steigt um 7.9 Punkte, bei der Kontrollgruppe um 6.4 Punkte. Diese Verbesserungen sind auch nach 24 Wochen noch vorhanden, obwohl das Training der Probanden nach sechs Wochen abgeschlossen ist. Allerdings gibt es keine signifikanten Unterschiede zwischen beiden Gruppen. Dies liegt gemäß der Autoren an den nur kleinen Unterschieden zwischen beiden Therapiemethoden und sie vermuten, dass die Probanden ahnen können, in welcher Gruppe sie waren.

5 Literaturverzeichnis

Chwilowski, (2006) Medizinisches Koordinationstraining – *Verbesserung der Halungs- und Bewegungskoordination durch Propriozeption* (2. Aufl.). Köln: Deutscher Trainer Verlag.

Freiwald, J. (2000). Dehnen im Sport und in der Threapie. Die Säule, 4 (1), 28–33.

Gutknecht, L. (o.J.). *Rumpfmuskulatur: 7 Übungen für eine starke Mitte.* Zugriff am 30.08.32022. Verfügbar unter:
https://www.foodspring.de/magazine/rumpfmuskulatur

Häfelinger, U. & Schuba, V. (2007). *Koordinationstherapie - propriozeptives Training* (Wo Sport Spaß macht, 3., überarb. Aufl). Aachen: Meyer & Meyer

Jago, K. (2019). *Was tun bei Problemen am hinteren Oberschenkel?* Zugriff am 31.08.2022. Verfügbar unter:
https://www.runnersworld.de/verletzungen-vorbeugung/was-tun-bei-problemen-an-der-ischiocruralen-muskulatur/

Kranabetter, V. (2018). *5 Übungen für besseres Gleichgewicht und Koordination.* Zugriff am: 31.08.2022. Verfügbar unter:
https://www.physio-inspiriert.at/5-uebungen-fuer-besseres-gleichgewicht-und-koordination/

Liebscher-Bracht, R. (o.J.). *Wade dehnen: Tipps, Übungen & Soforthilfe.* Zugriff am: 31.08.2022. Verfügbar unter:
https://www.liebscher-bracht.com/therapie/dehnen/wade/

Madureira, M.M., Takayama, L., Gallinaro, A.L., Caparbo, V.F., Costa, R.A., Pereira, R.M.R. (2006). *Balance training program is highly effective in improving functional status and reducing the risk of falls in elderly women with osteoporosis: a randomized controlled trial.* Zugriff am: 30.08.2022. Verfügbar unter:
https://www.ncbi.nlm.nih.gov/pmc/articles/PMC1820755/

Prof. Dr. Kaptain, D. (2019). *Dehntraining – Hintergründe und Anwendungsempfehlungen.* Zugriff am 29. August 2022. Verfügbar unter:
https://www.fitnessmanagement.de/fitness/dehntraining

Rancour, Holmes & Cipriani, (2009) *Studienbrief Trainingslehre III* (Rev.27.044.000). Saarbrücken: Deutsche Hochschule für Prävention und Gesundheitsmanagement.

Rosicki, J. (2021). *Die besten Dehnübungen für die Hüfte.* Zugriff am 31.08.2022. Verfübar unter:
https://www.vital.de/fitness/workout/uebungen-fuer-eine-bessere-beweglichkeit-der-huefte-446.html

Schönthaler und Ohlendorf (2002). *Studienbrief Trainingslehre III* (Rev.27.044.000). Saarbrücken: Deutsche Hochschule für Prävention und Gesundheitsmanagement.

Steadman, J., Donaldson, N., Kalra, L. (2003). *A randomized controlled trial of an enhanced balance training program to improve mobility and reduce falls in elderly patients*
Zugriff am: 30.08.2022. Verfügbar unter:
https://pubmed.ncbi.nlm.nih.gov/12757574/

Wiemann, K., Klee, A. & Startmann, M. (1998). Filamentäre Quellen der Muskel-Ruhespannung und die Behandlung muskulärer Dysbalancen. Deutsche Zeitschrift für Sportmedizin, 49 (4), 111–118.

6 Tabellenverzeichnis

Tabelle 1: Allgemeine Daten zur Person (eigene Darstellung)

Tabelle 2: Allgemeiner Gesundheitszustand (eigene Darstellung)

Tabelle 3: Zehn Dehnmethoden (eigene Darstellung)

Tabelle 4: Belastungsgefüge Beweglichkeitstraining

Tabelle 5: Übungsauswahl Koordinationstraining (eigene Darstellung)

Tabelle 6: Belastungsefüge Koordinationstraining (eigene Darstellung)

Tabelle 7: 1.Studie (modifiziert nach Madureira, et al (2006)

Tabelle 8: 2.Studie (modifiziert nach Steadman, et al (2003))

7 Abbildungsverzeichnis

Abb. 1: Grundstruktur der Dehnmethoden, unterteilt in frei miteinander verknüpfbare Dehnformenund Arbeitsweisen (modifiziert nach Schönthaler & Ohlendorf, 2002, S. 20)

Abb. 2: Methodische Maßnahmen eines propriozeptiven Trainings (eigene Darstellung)

Abb. 3: Kurzer Fuß nach Janda nach aktiver Gewölbeaufrichtung © BSA/DHfPG